BEI GRIN MACHT SICH IHR WISSEN BEZAHLT

AF155663

- Wir veröffentlichen Ihre Hausarbeit, Bachelor- und Masterarbeit

- Ihr eigenes eBook und Buch - weltweit in allen wichtigen Shops

- Verdienen Sie an jedem Verkauf

Jetzt bei www.GRIN.com hochladen und kostenlos publizieren

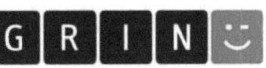

Gesundheitsförderung im Kontext von Arbeit und Arbeitslosigkeit. Gesundheitsförderliche Maßnahmen und Qualitätssicherung

Bastian Menne

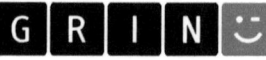

Bibliografische Information der Deutschen Nationalbibliothek:

Die Deutsche Nationalbibliothek verzeichnet diese Publikation in der Deutschen Nationalbibliografie; detaillierte bibliografische Daten sind im Internet über http://dnb.d-nb.de abrufbar.

ISBN: 9783346330741
Dieses Buch ist auch als E-Book erhältlich.

© GRIN Publishing GmbH
Nymphenburger Straße 86
80636 München

Druck und Bindung: Books on Demand GmbH, Norderstedt Germany
Gedruckt auf säurefreiem Papier aus verantwortungsvollen Quellen

Das vorliegende Werk wurde sorgfältig erarbeitet. Dennoch übernehmen Autoren und Verlag für die Richtigkeit von Angaben, Hinweisen, Links und Ratschlägen sowie eventuelle Druckfehler keine Haftung.

Das Buch bei GRIN: https://www.grin.com/document/976470

Soziale Sicherung, Inklusion und Verwaltung
Gesundheitsförderung im Kontext von Arbeit und Arbeitslosigkeit

2020

Inhaltsverzeichnis

Abkürzungsverzeichnis

BfR	Bundesinstitut für Risikobewertung
GEDA	Gesundheit in Deutschland aktuell
IAB	Institut für Arbeitsmarkt- und Berufsforschung
KCA	Kommunales Center für Arbeit
RKI	Robert Koch-Institut
SGB	Sozialgesetzbuch
SOC	Sense of coherence
WHO	World Health Organization

Einleitung

In der folgenden Hausarbeit wird der Fokus auf Gesundheit und Gesundheitsförderung im Kontext von Arbeit und Arbeitslosigkeit liegen. Im ersten Kapitel schafft die Problembeschreibung, die Relevanz des Themas und die Definition der Zielgruppe einen ersten Überblick über die Thematik. Das zweite Kapitel liefert den theoretischen Hintergrund, indem gesundheitsbezogene Modelle und der Paradigmenwechsel von pathologischer hin zur salutogenetischer Gesundheitsförderung dargestellt werden. Im dritten Kapitel folgt die Darstellung einer konzipierten gesundheitsfördernden Maßnahme für Langzeitarbeitslose. Speziell wird auf die Zielgruppe, die Inhalte sowie die Qualitätssicherung der Maßnahme eingegangen. Letztlich wird aufgezeigt, wie sich die Maßnahme aus zwei Theorien bzw. Strategien der Gesundheitsförderung ableiten lässt. Vor dem Hintergrund der eigenen bisherigen Erfahrungen wird die entwickelte Maßnahme hinsichtlich möglicher Hindernisse und Chancen bzgl. der Umsetzung abschließend reflektiert.

Für ein besseres Verständnis werden zunächst die Begriffe Gesundheit und Gesundheitsförderung definiert. Diese sollen jedoch nicht als allgemeingültige Definitionen verstanden werden. Die WHO beschreibt Gesundheit als „Zustand des umfassenden körperlichen, geistigen und sozialen Wohlbefindens und nicht nur des Freiseins von Krankheit und Gebrechen" (Blättner o.J.: 11). Gesundheitsförderung dagegen „ziele auf einen Prozess, allen Menschen ein höheres Maß an Selbstbestimmung über ihre Gesundheit zu ermöglichen und sie dadurch zur Stärkung ihrer Gesundheit zu befähigen" (Blättner o.J.: 40).

1. Problembeschreibung, Relevanz des Themas und Definition der Zielgruppe

1.1 Problembeschreibung

Arbeitslosigkeit und ein schlechter gesundheitlicher Zustand korrelieren häufig miteinander. Die Wahrscheinlichkeit körperlich bzw. geistig weniger gesund zu sein ist bei Arbeitslosen im Vergleich zu Beschäftigten erhöht (vgl. Rosenbrock / Grimmeisen 2009: 84). Forschungsarbeiten zum Zusammenhang zwischen Arbeitslosigkeit und Gesundheit zeigen zwei Thesen: Die Kausalitätshypothese und die Selektionshypothese. Die Kausalitätshypothese besagt, dass Arbeitslosigkeit zu einem erhöhten Krankheitsrisiko führt. Im Vergleich dazu führt laut Selektionshypothese Krankheit zu einem erhöhten Risiko, arbeitslos zu werden (Grobe / Schwartz 2003: 5). Aus gesundheitswissenschaftlicher Perspektive besitzen beide Zusammenhänge gleichermaßen Relevanz (vgl. RKI 2015: 165).

1.2 Relevanz des Themas

Um die Relevanz des Zusammenhangs zwischen Gesundheit und Arbeitslosigkeit darzulegen, werden im Folgenden einschlägige Daten präsentiert. Die Studie Gesundheit in Deutschland aktuell (GEDA) von 2009 und 2010 weist vor, dass Menschen im Alter zwischen 18 und 64 Jahren seltener einer Beschäftigung nachgehen, sofern eine ärztlich chronische Erkrankung festgestellt werden konnte. Frauen mit zwei oder mehr chronischen Erkrankungen sind zu 56,1 % erwerbstätig, Männer zu 70,8 %. Im Vergleich sind 65,3 % der Frauen und 81,8 % der Männer erwerbstätig, sofern keine chronischen Erkrankungen vorliegen (vgl. RKI 2015: 165). Noch deutlicher wird der Zusammenhang zwischen gesundheitlichem Zustand und Arbeitslosigkeit, wenn ärztlich oder psychotherapeutisch diagnostizierte Depressionen vorliegen. Bei diesen Frauen sind lediglich 51,2 % erwerbstätig, bei den Männern 55,0 % (vgl. ebd.). In den Studien des RKI spiegelt sich die Selektionshypothese wider. So begründeten im Rahmen des Gesundheitssurveys von 2003 12,1 % der arbeitslosen Frauen und 13,8 % der arbeitslosen Männer die eigene Arbeitslosigkeit mit gesundheitlichen Problemen (vgl. ebd.: 166).

Neuere Daten der GEDA 2010 zeigen eine Steigerung dieser Werte. „Im Jahr 2010 gaben 15 % der arbeitslosen Frauen und 16,9 % der arbeitslosen Männer an, dass die eigene Arbeitslosigkeit eine Folge von Gesundheitsproblemen sei" (ebd.).

Auch hinsichtlich des gesundheitsbezogenen Verhaltens lassen sich je nach Erwerbsstatus Unterschiede erkennen. Die Grafik in der Anlage 1 bildet die Rauchquote (Anteil an Personen, die Tabak konsumieren) nach Erwerbsstatus für Erwerbspersonen im Alter zwischen 16 und 64 Jahren ab. Differenziert wird zwischen sicher Beschäftigten, prekär Beschäftigten (befristete Arbeitsverträge, geringfügige Beschäftigung etc.), Kurz- und Langzeitarbeitslosen. Es zeigt sich, dass Arbeitslose im Vergleich zur Gruppe der Erwerbstätigen vermehrt rauchen und häufiger als starke Raucher*innen, d.h. 20 oder mehr Zigaretten pro Tag rauchen, einzustufen sind. Knapp 35 % der Frauen mit einem sicheren Beschäftigungsverhältnis rauchen. Vergleichsweise dazu rauchen ca. 45 % der langzeitarbeitslosen Frauen. Deutlicher wird der Unterschied, wenn die männlichen starken Raucher betrachtet werden. Rund 15 % der Männer mit einer sicheren Beschäftigung gelten als starke Raucher. Im Gegensatz dazu ist die Quote der langzeitarbeitslosen Männer, die stark rauchen, mit knapp über 30 % mehr als doppelt hoch. Dies kann u.a. mit einer höheren psychosozialen Belastung der Arbeitslosen zusammenhängen, die mit gesundheitsriskanten Verhalten kompensiert wird (vgl. ebd.: 166 f.).

1.3 Definition der Zielgruppe

Als Zielgruppe des Konzeptes zur Gesundheitsförderung werden Langzeitarbeitslose ge-
wählt, die dem Zuständigkeitsbereich des Kommunalen Centers für Arbeit – Jobcenter des
Main-Kinzig-Kreises angehören. Als Langzeitarbeitslos gelten Personen, die ein Jahr oder
länger arbeitslos sind (vgl. Bundesagentur für Arbeit 2019: 6). Das KCA nimmt als kommu-
naler Träger der Grundsicherung die Aufgaben nach dem SGB II eigenständig wahr. Die
Leistungsberechtigten werden von ungefähr 400 Beschäftigten, die sich in die Berufsfelder
Fallmanagement, Leistungssachbearbeitung und Arbeitsvermittlung verteilen, an den vier
Standorten Schlüchtern, Gelnhausen, Hanau und Maintal betreut (vgl. KCA-Homepage
o.J.). Die Brisanz dieser Zielgruppe ist insofern gegeben, dass Untersuchungen zufolge die
Dauer der Arbeitslosigkeit negative Auswirkungen auf den Gesundheitszustand von Menschen haben kann (Grobe / Schwartz 2003: 9 f.). Langanhaltende Arbeitslosigkeit kann
speziell dazu beitragen, dass psychische Krankheiten entstehen bzw. sich manifestieren
(vgl. IAB 2003: 2-5).

Nach wissenschaftlichen Untersuchungen von Lange und Lampert gaben ca. 30 % der be-
fragten männlichen Langzeitarbeitslosen an, dass gesundheitliche Einschränkungen unter
anderem ein Grund für die Arbeitslosigkeit seien. Parallel dazu berichteten 20 % der be-
fragten langzeitarbeitslosen Frauen und Männer, dass sich ihr Gesundheitszustand wäh-
rend der Arbeitslosigkeit verschlechtert habe.

2. Theoretischer Hintergrund als Basis für gesundheitsförderliche Maßnah-
men

2.1 Gesundheitsmodelle

2.1.1 Das biomedizinische Modell

Das traditionelle Verständnis des Gesundheitsbegriffs fokussiert den Krankheitsbegriff.
Rein biologische Faktoren, wie bspw. Blut- oder Herz-Kreislauf-Werte dienen zur Orientie-
rung. Nach diesem Modell haben medizinische Befunde einen höheren Stellenwert als das
Wohlbefinden eines Menschen. Die Ursache einer Krankheit wird prinzipiell dem Individuum
zugeschrieben, d.h. soziale Umweltfaktoren, psychische Prozesse, Gefühle und Bedürf-
nisse finden hinsichtlich der Ursachenforschung keine Berücksichtigung. Risikofaktoren
werden als hauptsächlicher Verursacher von Krankheiten angesehen, weshalb biologisch
präventive Eingriffe, wie z.B. Impfungen, negativen Einflüsse entgegenwirken sollen (vgl.
Schneider 2012: 29). Ziel ist es, mögliche Risikofaktoren zu schwächen. Gesundheitsfördernde Maßnahmen sind im biomedizinischen Kontext meist aufklärender Natur und bezie-
hen sich u.a. auf die Themenfelder Bewegung, Drogen und Ernährung. In der Wissenschaft

gilt das biomedizinische Modell als überholt, wobei die Lehre in der Medizin und in verwandten Berufen noch stark von dessen Denk- bzw. Handlungsweisen geprägt ist (vgl. a.a.O.: 30).

2.1.2 Das salutogenetische Modell

Im Vergleich zum biomedizinischen Modell fragt das Salutogenese-Modell danach, was gesund hält, nicht danach was krank macht. Aaron Antonovsky, der das Modell Ende der 1970er Jahre entwickelte, geht von einem Gesundheits-Krankheits-Kontinuum aus. Demnach kann ein Mensch weder nur krank noch absolut gesund sein. Stattdessen befinde er sich in einem instabilen Zustand zwischen krankmachenden und gesunderhaltenden Faktoren (vgl. Schneider 2012: 30). Primär zeigt dieses Modell, unter welchen Voraussetzungen Stress gut zu bewältigen ist. Stressoren werden nicht als Auslöser von Krankheiten betrachtet. Sie sorgen eher für einen Spannungszustand, der grundsätzlich krankmachende, neutrale oder gesundheitsfördernde Wirkungen auslösen kann. Darüber hinaus verfügt jeder Mensch über sogenannte generalisierte Widerstandsressourcen bzw. -defizite. Hierzu gehören körperliche Eigenschaften (z.B. Stärke des Immunsystems), psychische Merkmale (z.B. positive Lebenshaltung), soziale, kulturelle und materielle Ressourcen (z.B. Bildung, finanzielle Mittel) und die Umgebung, in der ein Mensch aufwächst (vgl. Blättner o.J.: 21 f.).

Diese Widerstandsressourcen bzw. -defizite betrachtet Antonovsky nicht bloß als unterstützende Elemente. Sie lassen sich nach unterschiedlichen Ebenen der Erfahrung zuordnen, womit kurz gesagt Teilhabe, Konsistenz und Verfügung über Ressourcen gemeint sind. Genauer formuliert sind damit die Erfahrungen der Teilhabe an der Gestaltung sozial anerkannter Aktivitäten, die Erfahrungen der Beständigkeit und der Übereinstimmung sowie die Erfahrungen einer Ausgeglichenheit zwischen Anforderung und Ressourcen zu ihrer Bewältigung bzw. eine Ausgewogenheit zwischen Überbelastung und Unterforderung gemeint (vgl. a.a.O.: 23). Wichtig sind diese drei Erfahrungen, da sie festlegen in welchem Umfang ein Mensch die Lebensorientierung entfaltet, dass das Leben bedeutsam, handhabbar und erklärbar ist. Dieses Empfinden bezeichnet Antonovsky als Kohärenzsinn (SOC – Sense of coherence), dessen Ausprägung wesentlichen Einfluss auf die gesundheitsbezogene Lebensqualität einer Person nimmt. Der Kohärenzsinn steht in enger Verbindung mit der subjektiven Gesundheit, speziell mit der psychischen Gesundheit (vgl. ebd.). Das Empfinden von Kohärenz besteht, wie oben bereits erwähnt, aus den drei Bestandteilen Sinnhaftigkeit, Machbarkeit und Verstehbarkeit. Die Sinnhaftigkeit stellt die emotionale Komponente dar, bei der ein Individuum erkennt, dass es lohnenswert und sinnvoll ist, sich für bestimmte Anforderungen des Lebens einzusetzen. Die Machbarkeit (instrumentelle Komponente) bezieht sich auf die zur Verfügung stehenden Ressourcen, um Anforderungen zu bewältigen.

Mit Verstehbarkeit (kognitive Komponente) ist gemeint, dass alltägliche Ereignisse als strukturiert, geordnet und in sich schlüssig wahrgenommen werden (vgl. Schneider 2012: 31).

2.1.3 Health Literacy-Strategie

Health Literacy stellt einen Ansatz zur Verbesserung der Gesundheit einer Bevölkerung dar. Die Intention dieses Ansatzes ist es, „Menschen durch Bildung in die Lage zu versetzen, die Auswahl an Bewältigungsstrategien eher so zu treffen, dass sie damit nicht systematisch ihrer Gesundheit schaden" (Blättner o.J.: 32). Inhaltlich werden Möglichkeiten erarbeitet sowie die dafür zu beanspruchenden Kompetenzen nähergebracht. Auswirkungen gesundheitsbezogener Entscheidungen werden in alltagsnaher und verständlicher Form zur Verfügung gestellt. Der Fokus liegt darauf, Überschneidungen zwischen Stressoren und Bewältigungsstrategien zu kreieren (vgl. ebd.). Als Ziel von Health Literacy ist Gesundheitskompetenz zu nennen. Damit dies gelingt, sollen Menschen befähigt werden, gesundheitsbezogene Informationen einschätzen und umsetzen zu können. Weiter ist das Verhalten im Hinblick auf Gesundheit und Krankheit, besonders auf den eigenen Körper bezogen, von Relevanz. Auch das Bewusstsein für soziale Lebensumstände, welche die Gesundheit tangieren, wird geschärft. Gesundheitskompetenz wird als Stärke interpretiert, die Menschen dazu befähigen kann, mehr Kontrolle über die Einflussfaktoren ihrer Gesundheit zu erwerben (vgl. a.a.O.: 33). Health Literacy beinhaltet einerseits gesundheitsfördernde Informationen (z.B. Vorsorgeleistungen) weiterzutragen. Andererseits ist es angedacht, „Menschen darin zu unterstützen, Fähigkeiten zu entwickeln, sich für den Schutz ihrer Gesundheit am Arbeitsplatz, in ihrem Wohnumfeld und im gesellschaftlichen und politischen Leben einzusetzen" (ebd. 33 f.).

3. Ableitung gesundheitsförderlicher Maßnahmen inkl. Qualitätssicherung

3.1 Vorstellung des Konzeptes einer Maßnahme zur gesundheitsbezogenen Förderung von Langzeitarbeitslosen: „Fit für Morgen!"

Langzeitarbeitslosigkeit geht häufig einher mit der Angst vor sozialem Abstieg, einem Rückzug in die Isolation, drohender Armut und Verschuldung. Zweifel an der eigenen Kompetenz und vermindertes Selbstbewusstsein können den betroffenen Menschen das Gefühl geben, keinen Ausweg mehr aus ihrer Langzeitarbeitslosigkeit zu finden. Diese Aspekte können zu gesundheitlichen Problemen führen. Ohnehin schon schwierige Vermittlungschancen in Arbeit, die oft aufgrund multipler Hemmnisse, wie Alter, Sprachprobleme, persönliche oder fachliche Defizite – bereits bestehen, können durch gesundheitliche Beeinträchtigungen weiter erschwert werden. Im Folgenden wird die Maßnahme „Fit für Morgen!" als gesundheitsförderndes Konzept vorgestellt.

3.1.1 Zielgruppe der Maßnahme „Fit für Morgen!"

Das Maßnahme richtet sich an Langzeitarbeitslose, die in Folge ihrer Erwerbslosigkeit unter gesundheitlichen Problemen leiden. Im Jobcenter fällt die Zielgruppe häufig durch das Einreichen von Arbeitsunfähigkeitsbescheinigungen auf. Grundsätzlich spricht das Angebot einen gesundheitlich instabilen Personenkreis an.

3.1.2 Inhalte der Maßnahme „Fit für Morgen!":

Auf Basis der Empfehlungen für eine Zusammenarbeit zwischen der Bundesagentur für Arbeit und des Spitzenverbands der gesetzlichen Krankenkassen (vgl. Blättner o.J.: 52) wird die Maßnahme von einem freien externen Träger ausgerichtet. Das Angebot hat eine Dauer von 20 Wochen, ist für die Zielgruppe der Langzeitarbeitslosen kostenfrei, freiwillig und besteht aus fünf Phasen.

Die erste Phase gilt als Einführung. Teilnehmende lernen die Gruppe, die aus einer maximalen Größe von 15 Personen besteht, kennen und erhalten einen Überblick über die Inhalte des Angebots. Zu diesem Zeitpunkt werden gemeinsam Gruppenregeln erarbeitet. Darüber hinaus können Wünsche und Erwartungen an die Zeit in der Maßnahme geäußert werden.

In der zweiten Phase wird sich mit den individuellen Gesundheitsorientierungen befasst. Zunächst findet ein allgemeiner Austausch von Erfahrungswerten und bezüglich der Bedeutung des Themas Gesundheit statt. Des Weiteren werden unterschiedliche Bewältigungstechniken und Entspannungstechniken zur Stressbewältigung behandelt. Das Gebiet der körperlichen Bewegung wird sowohl theoretisch als auch praktisch erarbeitet. Die Langzeitarbeitslosen erhalten Informationen zu alltagssportlichen Betätigungen, wie beispielsweise Fahrrad fahren oder Spaziergänge. Praktisch werden sportliche Aktivitäten umgesetzt, indem die Gruppe z.B. Nordic Walking betreibt. Als weiteres Bewegungsangebot wird die Teilnahme an einer Rückenschule ermöglicht. Rückenschmerzen gelten als sogenannte Volkskrankheit. „Ungefähr 80 Prozent der Deutschen haben im Laufe ihres Lebens mindestens einmal Rückenschmerzen" (Jäger 2018). Dies verdeutlicht den Mehrwert, den die Langzeitarbeitslosen durch die Rückenschule erfahren können. Darüber hinaus ist das Thema Ernährung wichtiger Bestandteil der zweiten Phase. Ernährungsbedingte Erkrankungen, wie z.B. Adipositas (Fettleibigkeit), Diabetes mellitus Typ-2 und Herz-Kreislauf-Erkrankungen (vgl. BfR o.J.) stellen theoretische Inhalte dar. Außerdem erhalten die Teilnehmenden grundlegende Kenntnisse hinsichtlich gesunder Ernährung, indem u.a. eine Ernährungspyramide erläutert wird (siehe Anlage 2). Die Ernährungspyramide zeigt mit Hilfe unterschiedlich großer Segmente, in welcher Menge einzelne Lebensmittelgruppen konsumiert werden sollten, um eine vollwertige Ernährung sicherzustellen (vgl. DEBInet o.J.). Zudem werden Einblicke in die Themenbereiche Nährstoffe, Lebensmitteldaten, Allergien, Hersteller von Lebensmitteln sowie bewusstes und gesundes Einkaufen gewährt. Einmal wöchentlich gibt es die Möglichkeit, dass ein Teil der Gruppe zusammen mit der Seminarleitung Lebensmittel einkauft und im Anschluss für den Rest der Gruppe eine gesunde Mahlzeit zubereitet. Dies zeigt einerseits die Möglichkeit der Partizipation an Planung und Umsetzung der Inhalte der Maßname, andererseits soll die Zielgruppe dadurch sukzessive zu einer eigenständigen und selbstbestimmten Lebensweise befähigt werden. Hier wird Selbstwirksamkeit und Sinnhaftigkeit erlebt.

Die dritte Phase beinhaltet eine realistische Berufseinstiegsplanung. Konkret bedeutet dies, dass die bisherigen Erwerbsbiographien der Langzeitarbeitslosen betrachtet werden. Außerdem werden persönliche Interessen besprochen, was sowohl im Einzelgespräch als auch im Plenum geschehen kann. Bei den Gesprächen liegt der Fokus auf den Stärken der Teilnehmenden. Auch berufsrelevante Eigenschaften, wie soziale Kompetenzen, Motivation und Mobilität finden im Dialog Berücksichtigung.

In der vierten Phase erhalten die Teilnehmenden Kenntnisse in Bezug auf Bewerbungsstrategien, indem u.a. ihre Bewerbungsunterlagen überarbeitet werden. Vorstellungsgespräche werden zur Vorbereitung in Form von Rollenspielen geübt und reflektiert. Weiter erfahren die Teilnehmenden, welche Möglichkeiten bestehen, einen Arbeitsplatz zu finden, welche Rechte und Pflichten sie als Arbeitnehmer*innen haben und inwiefern sich ein Netzwerk zur erfolgreichen Beschäftigungsaufnahme aufbauen lässt.

In der letzten Phase absolvieren die Teilnehmenden ein Orientierungspraktikum. Basierend auf den Wünschen und Interessen erhalten sie Unterstützung bei der Praktikumssuche. Optional kann die Arbeitsvermittlung des KCA, die regelmäßig Kontakte zu Unternehmen pflegt, eingebunden werden. In einem abschließenden Gespräch wird die Teilnahme an dem Angebot evaluiert. Für die Teilnehmenden wird ein Abschlussbericht erstellt, der eine Zusammenfassung der erreichten Inhalte sowie eine Leistungsbewertung (Notensystem von 1-6 für jede Phase) vorsieht. Die Teilnehmenden ihrerseits erhalten zum Abschluss die Möglichkeit, einen Feedbackbogen auszufüllen. Diese beinhaltet sowohl allgemeine Fragen zum Seminar als konkrete Fragen zum Gesundheitszustand der Teilnehmenden. Somit kann die Güte des Seminars sowohl quantitativ als auch qualitativ ausgewertet werden. Die Resultate der Feedbackbögen können zur bedarfsorientierten Optimierung beitragen sowie den individuellen Mehrwert für Teilnehmende steigern. Auch hier gelingt die Partizipation der Zielgruppe, indem sie an der Bewertung des Angebots aktiv teilnehmen.

3.1.3 Qualitätssicherung der Maßnahme

Bevor die Qualitätssicherung der oben beschriebenen Maßnahme erläutert wird, sollen zwei Qualitätskriterien zur gesundheitlichen Förderung im Zusammenhang mit Arbeitslosigkeit und prekären Beschäftigungsverhältnissen dargestellt werden.

Es ist davon auszugehen, dass sich das gesundheitsbezogene Verhalten von Menschen nur in geringem Ausmaß verändert, sofern sich ihnen keine anderen Verhältnisse bieten. Konkret ist damit die Möglichkeit gemeint, sich eine berufliche Zukunft zu schaffen. Sinnvoll ist es daher, die Gesundheitsförderung von Arbeitslosen mit Instrumenten der Arbeitsmarktförderung zu verbinden (vgl. Blättner o.J.: 49). Darüber hinaus können Instrumente der Arbeitsmarktförderung nur dann langfristigen Einfluss zur Verbesserung der Gesundheit von Arbeitslosen haben, sofern die Komponente der Sinnhaftigkeit (siehe Kapitel 2.1.2) des SOCs gestärkt wird. Dies kann sich folglich positiv auf die Erfahrung der Teilhabe an sozial anerkannten Aktivitäten auswirken (vgl. ebd.).

Zur Qualitätssicherung allgemein ist anzumerken, dass sich die Maßnahme an weite Teile der zwölf Good Practice-Kriterien (siehe Anlage 3) des Kooperationsverbunds Gesundheitliche Chancengleichheit orientiert, was im Folgenden erläutert wird.

„Fit für Morgen!" weist einen klaren Gesundheitsbezug auf, indem inhaltlich unterschiedliche gesundheitsbezogene Themenfelder (Bewegung, Ernährung) aufgegriffen werden. Ein klarer Zielgruppenbezug zum Personenkreis der Langzeitarbeitslosen zeigt der inhaltliche Aufbau durch verschiedene niedrigschwellige Phasen. Sind Teilnehmende nicht zu mobilisieren bzw. erscheinen sie nicht zur Maßnahme, besteht durch Einbindung von Sozialarbeiter*innen die Option der aufsuchenden Beratung. Auch die Partizipation der Zielgruppe ist in Teilen gewährleistet. Zu Beginn können die Teilnehmenden Wünsche und Erwartungen äußern, was als Bedarfsermittlung betrachtet werden kann. Bei der Planung und Umsetzung von Angeboten werden sie insofern involviert, dass sie Wünsche zu sportlichen

Aktivitäten ausdrücken können. Eine weitere Chance zur Partizipation und Selbstwirksamkeitserfahrung ist gegeben, wenn ein Teil der Gruppe eigenständig für den Rest der Gruppe eine Mahlzeit zubereitet. Des Weiteren können die Teilnehmenden am Ende das Angebot subjektiv bewerten, was zu einer aussagekräftigen Evaluation beitragen kann. Die Befähigung (Empowerment) der Zielgruppe soll z.B. durch die eigenverantwortliche und selbstbestimmte Aufgabenübertragen der Zubereitung einer gesunden Mahlzeit oder durch die freie Auswahl einer sportlichen Betätigung (z.B. Nordic Walking, Rückenschule) innerhalb der Maßnahme erreicht werden. Das Angebot beinhaltet ein integriertes Handlungskonzept, da Teilnehmende von unterschiedlichen Professionen (Fallmanagement, Seminarleitung, ggf. Arbeitsvermittlung und Sozialarbeiter*innen) über den kompletten Zeitraum begleitet werden. Außerdem finden zu Beginn, Mitte und Abschluss der Maßnahme Dreier-Gespräche (Teilnehmer*in, Fallmanager*in und Seminarleiter*in) statt, um einen transparenten Austausch sowie eine interdisziplinäre Betreuung zu gewährleisten. Die Gesprächsinhalte stellen die Grundlage für Dokumentationen dar, welche die Entwicklung und anderweitige Auffälligkeiten der Teilnehmenden festhalten. Eine Evaluation des Angebots ist insofern möglich, dass Teilnehmende Fragebögen speziell mit Fragen zum eigenen Gesundheitszustand am Ende des Seminars ausfüllen.

3.2 Ableitung aus zwei Theorien der Gesundheitsförderung

Die in Kapitel 3.1.2 beschriebene Maßnahme lässt sich dem Zielgruppenansatz zuordnen, da primär die Veränderung des Verhaltens der Langzeitarbeitslosen beabsichtigt wird (vgl. Blättner o.J.: 46). Zudem lässt sich das Angebot von der Health Literacy-Strategie (siehe Kapitel 2.1.3) ableiten. Ähnlich wie der Zielgruppenansatz richtet sich die Health Literacy-Strategie vordergründig an die Voraussetzungen für Verhaltensänderungen von Menschen (vgl. a.a.O.: 35). Zwei unterschiedliche Formen von Health Literacy treffen auf „Fit für Morgen!" zu. Erstens die interaktive Form, die fortgeschrittene kognitive und soziale Fertigkeiten zur aktiven Beteiligung am Leben beinhaltet. Zweitens die kritische Form, die es mit Hilfe von eben genannten Fertigkeiten ermöglicht, Informationen kritisch zu hinterfragen und so eine bessere Lebensbewältigung bewirkt (vgl. a.a.O.: 34). Speziell die zweite Phase von „Fit für Morgen!" (Gesundheitsorientierung) soll die Gesundheitskompetenz der Zielgruppe fördern. Zum einen erhalten die Teilnehmenden alltagspraktisches Wissen bzw. gesundheitsbezogene Informationen durch die theoretischen Inhalte (ernährungsbedingte Erkrankungen, alltagssportliche Betätigung). Zum anderen erweitern sie ihre eigenen praktischen Fähigkeiten zur gesundheitsbezogenen Verhaltensänderung, bspw. durch die Rückenschule oder die Zubereitung gesunder Mahlzeiten.

Weiter lässt sich die Maßnahme vom salutogenetischen Modell (siehe Kapitel 2.1.2) ableiten. Das Kohärenzgefühl soll gesteigert werden, indem speziell das Gefühl der Sinnhaftigkeit gefördert wird. Dies soll gelingen, indem das Konzept sozial anerkannte Aktivitäten für die Teilnehmenden zur Verfügung stellt. Hier sind einerseits die theoretischen und praktischen Inhalte zu den Themen Bewegung sowie Ernährung zu nennen, andererseits soll das Praktikum als Berufserfahrung und ersten Schritt Richtung Arbeitsmarkt als sozial anerkannt empfunden werden. Auch die Komponente der Machbarkeit wird durch die Maßnahme berücksichtigt. Zum einen sollen Langzeitarbeitslose Erfahrung in der eigenen Selbstwirksamkeit erlangen, indem sie mit Hilfe von Erwartungsabfragen Einfluss auf theoretische und praktische Lernziele nehmen können. Zum anderen sollen sie erfahren, dass Herausforderungen realisierbar sind, indem umfangreiche Unterstützung seitens Fallmanagement, Seminarleitung, ggf. Arbeitsvermittlung und Sozialarbeiter*innen wahrgenommen werden kann.

Abschließende Reflexion

Abschließend soll, speziell vor dem Hintergrund der bisherigen beruflichen Erfahrungen, reflektiert werden, was mögliche Hindernisse und Chancen hinsichtlich der Umsetzung der Maßnahme in der Praxis sein könnten.

Zunächst ist anzumerken, dass gesundheitsbezogene Angebote für Arbeitslose nur mittelbar die Ursache des schlechteren Gesundheitszustands von Betroffenen positiv beeinflussen können, da der Arbeitslosigkeit selbst nur in begrenzter Form abgeholfen werden kann (vgl. Rosenbrock / Grimmeisen 2009: 85). Dies beinhaltet jedoch gleichzeitig eine Chance des beschriebenen Konzepts, da gesundheitsfördernde Schritte sowie Strategien zur Wiederherstellung bzw. Beibehaltung der Beschäftigungsfähigkeit miteinander verbunden werden (vgl. a.a.O.: 86). Die Thematisierung der Berufseinstiegsplanung, der richtigen Bewerbungsstrategie und die Möglichkeit eines Praktikums sollen positiven Einfluss auf Beschäftigungsfähigkeit der Langzeitarbeitslosen nehmen. Parallel dazu sollen die gesundheitsbezogenen Inhalte zur Verbesserung der Gesundheitskompetenz und schließlich zur Verhaltensänderung führen.

Eine weitere Herausforderung findet sich in der Akzeptanz der Maßnahme. Ohne hinreichende Akzeptanz ist die Teilnahme der Langzeitarbeitslosen gefährdet oder wird gar verweigert. An dieser Stelle lassen sich freiwillige Maßnahmen zur Gesundheitsförderung eindeutig von verpflichtenden arbeitsmarktpolitischen Maßnahmen abgrenzen (vgl. a.a.O.: 89). Die Maßnahme „Fit für Morgen!" beruht deshalb bewusst auf Freiwilligkeit, um die Akzeptanz und Motivation der Zielgruppe zu steigern. Eine mangelnde Akzeptanz wird zudem dadurch entgegengewirkt, dass es sich bei der Ausführung der Maßnahme um einen freien externen Träger handelt. „Freie Träger schaffen offenbar in der Regel eine bessere Basis für die Akzeptanz von Maßnahmen, weil sie das Vertrauen der Arbeitslosen deutlich stärker binden, als Träger, die gleichermaßen Hilfe gewährende und kontrollierende Organisationen der Arbeitsförderung sind"(ebd.).

Auch die Erfolgssicherung der Maßnahme kann eine Herausforderung darstellen. Der langfristige Erfolg einer solchen Maßnahme kann als unsicher gelten, da die sozialökonomische Lage der Betroffenen teilweise über Jahre zu gefestigten Angewohnheiten und problematischen Lebenslagen geführt hat, die sich über den kurzen Zeitraum der Intervention nicht verändern lassen (vgl. ebd.). Eine Möglichkeit zur Erfolgssicherung stellt die Implementierung von gesundheitsfokussiertem Fallmanagement dar. Im Vergleich zum beschäftigungsorientieren Fallmanagement liegt der Schwerpunkt nicht primär in der Vermittlung von Arbeitslosen, sondern in der Beratung von gesundheitsbezogenen Angeboten. Speziell der Hintergrund des Zwangskontextes, der im SGB II gegeben ist, wird somit für die gesundheitsbezogene Beratung im Fallmanagement vernachlässigt.

Literaturverzeichnis

Bundesinstitut für Risikobewertung (BfR) (o.J.): Ernährungsbedingte Erkrankungen. Quelle: https://www.bfr.bund.de/de/ernaehrungsbedingte_erkrankungen-54472.html [Abruf: 28.06.2020]

Blättner, Beate (o.J.): Gesundheitsförderung von Arbeit und Arbeitslosigkeit – Studienbrief BASS Modul O14. Hochschule Fulda.

Bundesagentur für Arbeit (2019): Statistik / Arbeitsmarkberichterstattung. Berichte: Blickpunkt Arbeitsmarkt – Arbeitsmarktsituation von langzeitarbeitslosen Menschen. Nürnberg. Quelle: https://statistik.arbeitsagentur.de/Statischer-Content/Arbeitsmarktberichte/Personengruppen/generische-Publikationen/Langzeitarbeitslosigkeit.pdf [Abruf: 20.06.2020]

Deutsches Ernährungsberatungs- & informationsnetz (DEBInet) (o.J.): Vollwertige Ernährung – Umsetzung. Quelle: http://www.ernaehrung.de/tipps/vollwertig/vollwert12.php [Abruf: 28.06.2020]

Grobe, Thomas; Schwartz, Friedrich (2003): Arbeitslosigkeit und Gesundheit. In: Robert-Koch-Institut (Hrsg.), Gesundheitsbericht des Bundes, Heft 13.

Hollederer, Alfons (2002): Mitteilung aus der Arbeitsmarkt- und Berufsforschung. Arbeitslosigkeit und Gesundheit. Ein Überblick über empirische Befunde und die Arbeitslosen- und Krankenkassenstatistik.

Holzträger, Doris (2012): Gesundheitsförderliche Mitarbeiterführung. Gestaltung von Maßnahmen der Betrieblichen Gesundheitsförderung für Führungskräfte. Rainer Hampp Verlag. München und Mering.

Institut für Arbeitsmarkt- und Berufsforschung (IAB) (2003): Arbeitslos – Gesundheit los – chancenlos? IAB Kurzbericht Nr. 4. Nürnberg.

Jäger, Silke (2018): Millionen Deutsche haben Rückenschmerzen. Zu wenige tun das Richtige dagegen. Quelle: https://krautreporter.de/2462-millionen-deutsche-haben-ruckenschmerzen-zu-wenige-tun-das-richtige-dagegen [Abruf: 28.06.2020]

KCA-Homepage (o.J.): Über das KCA. Quelle: https://www.kca-mkk.de/ueber-das-kca/ [Abruf 24.06.2020]

Kooperationsverbund Gesundheitliche Chancengleichheit (o.J.): Die Good Practice-Kriterien. Quelle: https://www.gesundheitliche-chancengleichheit.de/good-practice-kriterien/ [Abruf: 28.06.2020]

Oschmiansky, Fank; Berthold, Julia (2020): Bundeszentrale für politische Bildung. Folgen der Arbeitslosigkeit. Quelle: https://www.bpb.de/politik/innenpolitik/arbeitsmarktpolitik/305686/folgen-der-arbeitslosigkeit [Abruf: 20.06.2020]

Robert Koch-Institut (RKI) (2015): Gesundheit in Deutschland. Gesundheitsbericht des Bundes. Gemeinsam getragen von RKI und Destatis. RKI. Berlin. Quelle: https://www.rki.de/DE/Content/Gesundheitsmonitoring/Gesundheitsberichterstattung/GesInDtld/gesundheit_in_deutschland_2015.pdf?__blob=publicationFile [Abruf 24.06.2020]

Rosenbrock, Rolf; Grimmeisen, Simone (2009): Gesundheitsförderung bei Arbeitslosen – Herausforderungen und Qualitätskriterien. In: Hollederer, Alfons (Hrsg.): Gesundheit von Arbeitslosen fördern! Ein Handbuch für Wissenschaft und Praxis. Fachhochschulverlag. Frankfurt am Main

Schneider, Cornelia (2012): Gesundheitsförderung am Arbeitsplatt. Nebenwirkung Gesundheit. Verlag Hans Huber. Bern.

Anlagenverzeichnis

Anlage 1: Rauchquote nach Erwerbsstatus für Erwerbspersonen im Alter zwischen 18 und 64 Jahren. Datenbasis: GEDA 2010 (vgl. RKI 2015: 167).

Anlage 2: Ernährungspyramide (vgl. DEBInet o.J.)

Anlage 3: Zwölf Good Practice-Kriterien (vgl. Kooperationsverbund Gesundheitliche Chancengleichheit o.J.)

Anlage 1

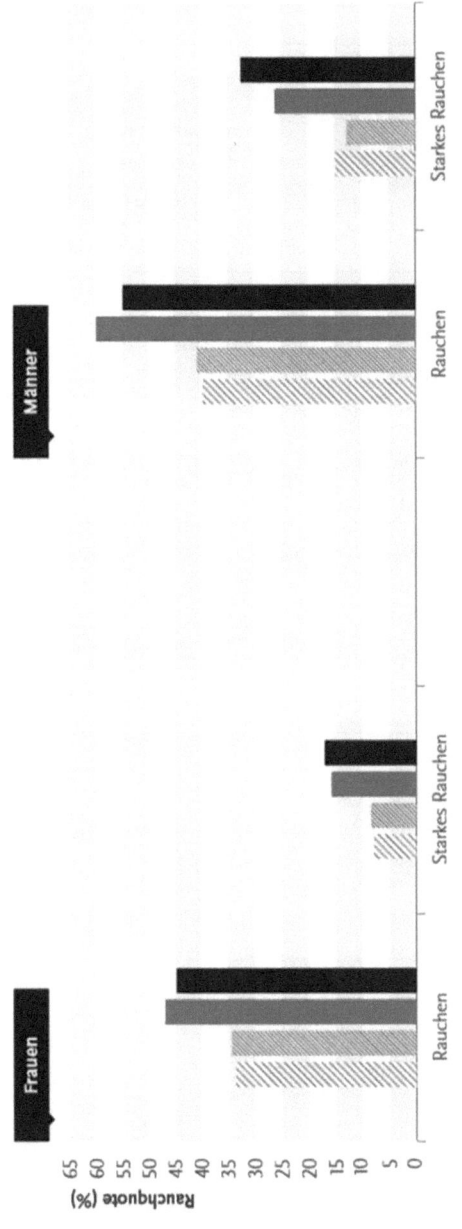

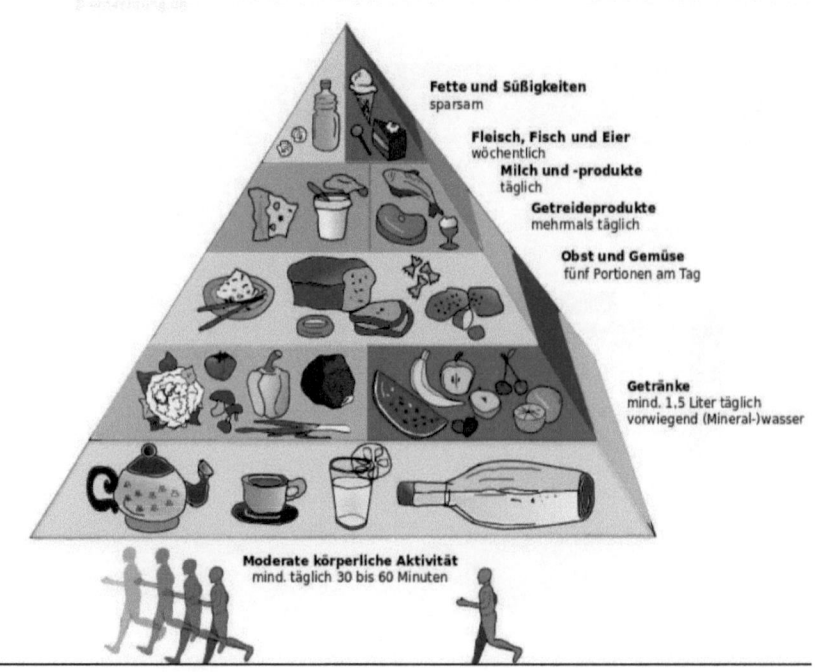

Anlage 3

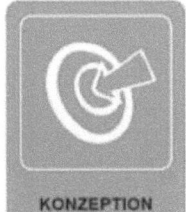
KONZEPTION

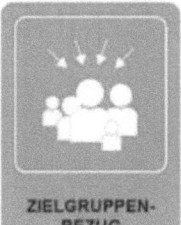
ZIELGRUPPEN-
BEZUG

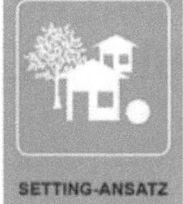
SETTING-ANSATZ

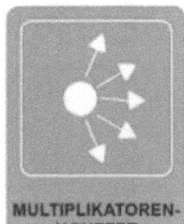
MULTIPLIKATOREN-
KONZEPT

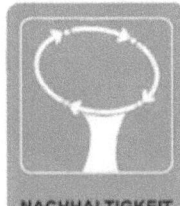
NACHHALTIGKEIT

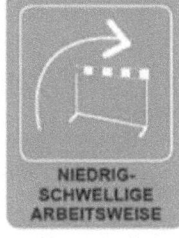
NIEDRIG-
SCHWELLIGE
ARBEITSWEISE

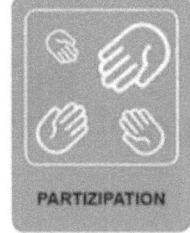
PARTIZIPATION

EMPOWERMENT

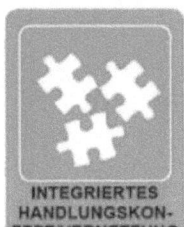
INTEGRIERTES
HANDLUNGSKON-
ZEPT/VERNETZUNG

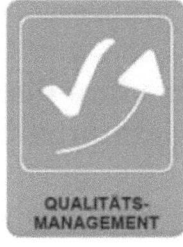
QUALITÄTS-
MANAGEMENT

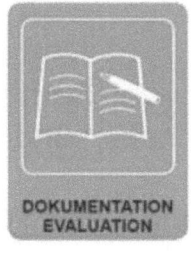
DOKUMENTATION
EVALUATION

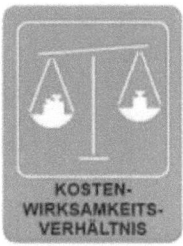
KOSTEN-
WIRKSAMKEITS-
VERHÄLTNIS

20

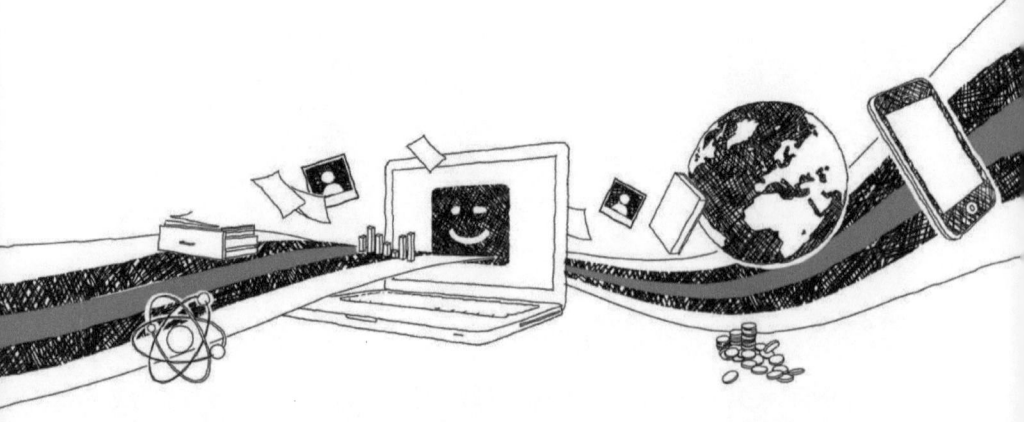
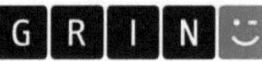